TRAITÉ
DU CHOLÉRA

ET DES MOYENS PRÉSERVATIFS

De cette épidémie

SUIVI DU PETIT TRAITÉ

DE LA MALADIE

DES POMMES DE TERRE

Et de la Vigne

Par J.-M. Bourgeois-Pin

D'OYONNAX (AIN).

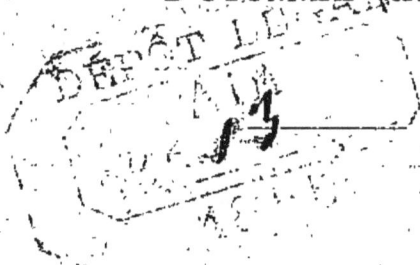

EN VENTE

Chez les principaux Libraires
ET CHEZ L'AUTEUR

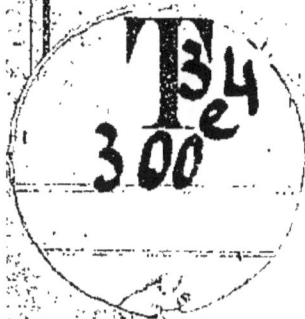

1854

TRAITÉ DU CHOLÉRA

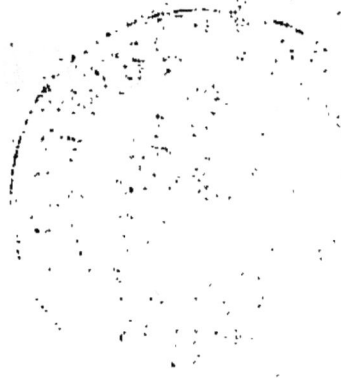

TRAITÉ
DU CHOLÉRA

ET DES MOYENS PRÉSERVATIFS

De cette épidémie

SUIVI DU PETIT TRAITÉ

DE LA MALADIE

DES POMMES DE TERRE

Et de la Vigne

Par J.-M. Bourgeois-Pin

D'OYONNAX (AIN).

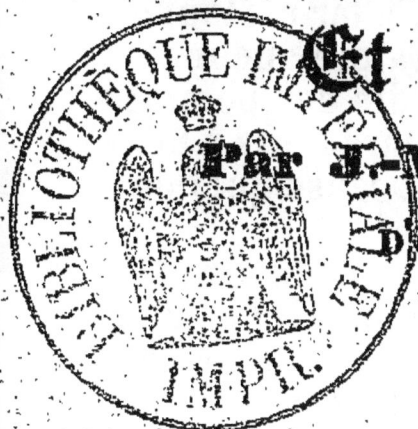

EN VENTE
Chez les principaux Libraires
ET CHEZ L'AUTEUR

—

1854

AVANT-PROPOS

Ce petit traité que j'offre au public est très-utile et très-indispensable. J'en ai mis le prix à la portée de tout le monde, afin que chacun puisse s'en munir. Je désire de tout mon cœur qu'il porte ses fruits, et qu'au besoin on y trouve toutes les ressources efficaces pour se garantir du choléra. Je crois mes principes et mes observations d'autant plus sûrs que je ne demanderais pas mieux que d'aller partout où l'épidémie sévirait, et sans crainte aucune.

En 1851 j'observai la maladie des pommes de terre et de la vigne et je ne tardai pas à m'apercevoir que c'était la même cause qui donnait l'épidémie.

Aujourd'hui que le choléra se montre sur tant de points en France, je me suis décidé à faire ce petit ouvrage ; et comme l'on ne sait pas quand le choléra nous fera ses derniers adieux, on fera bien de se procurer ce petit recueil d'observations préservatives.

Je souhaite qu'il soit bien accueilli, et je serai d'autant plus heureux qu'il pourra préserver du fléau un grand nombre de personnes.

DU CHOLÉRA

Une épidémie extraordinaire et bizarre
règne depuis longtemps dans l'Europe ;
sa marche est irrégulière. J'ai même douté
de son existence dans les premiers temps.
Comment, disais-je, se peut-il faire que
cette épidémie voyage de Saint-Pétersbourg
à Berlin, de Berlin à Londres, de Londres
à Paris, etc. Il semblait mépriser les hameaux, les villages ; mais aujourd'hui il ne
fait plus tant le grand seigneur, il appa-
raît dans les petits villages et les hameaux
sans laisser de traces contagieuses dans sa
marche d'un lieu à un autre. Mais dès que
la cause est connue, et que c'est la même
cause qui attaque les végétaux comme la

pomme de terre et la vigne, ce sont des animalcules qui infestent l'Europe. On n'en est
plus surpris, et voici comment. Ces tourbillons de petits insectes règnent dans l'atmosphère et vivent des miasmes des marais, des
étangs et également du parfum des fleurs ;
et lorsque les parfums des végétaux man-
quent, que ces immenses peuplades-atô-
mes cherchent leur nourriture, et attirés
par les odeurs, les émanations des grandes villes, vont s'y abattre et envahissent
une rue, un quartier d'une ville ou une
partie d'une ville plus ou moins grande.
Le choléra n'est point contagieux parce que
les animalcules venimeux en attaquant les
personnes ne rendent pas la maladie con-
tagieuse : c'est comme si un individu était
mordu d'une vipère ou piqué de la taren-

tule : rien de contagieux de cet individu
ne s'échapperait pour se communiquer aux
personnes qui l'avoisineraient , parce que
l'air n'est point corrompu, et l'on peut im-
punément fréquenter ceux qui sont atteints
du choléra. Quand le choléra sévit dans
une rue, toutes les personnes n'en sont
pas atteintes, parce qu'elles n'ont pas toutes les mêmes prédispositions par la va-
riété, soit de leur manière de vivre dans
le boire et le manger, soit par les exhalai-
sons de leur corps et le souffle de leur res-
piration. On voit que ces animalcules,
lorsqu'ils attaquent les végétaux, font un
choix de ceux qui leur conviennent le
mieux, comme dans la qualité des pommes
de terre. Le venin de ces insectes-atômes
est si subtil *(venenum rapidissimum)* qu'il

fait tomber les feuilles des arbres, noircit ces feuilles, et l'arbre même en périt quelquefois : ce que l'on peut remarquer dans les jeunes peupliers attaqués par cette affreuse vermine. Il n'est pas étonnant que lorsque les açores se sont introduits dans le corps d'une personne qu'elle succombe, comme dit Raspail, avec des convulsions, sous les yeux du spectateur. Et quand la cause d'une maladie est connue les remèdes curatifs et les préservatifs sont plus faciles. C'est aux remèdes de précaution que je m'attacherai seulement ; pour les remèdes curatifs c'est l'affaire des médecins.

Ainsi la cause des maladies des végétaux est identique à celle des maladies des personnes atteintes du choléra. Et conséquemment pendant que nous aurons le choléra nous aurons la maladie des pommes de terre et de la vigne et celle de tous les végétaux, et pendant que les végétaux auront leur maladie le choléra régnera. Tandis que nous verrons au printemps les peupliers d'Italie perdre leurs feuilles, nous aurons l'épidémie et la maladie des végétaux, et si nous voyons comme un brouillard sur les pentières et qu'il semble pleuvoir au loin et qu'il ne pleuve pas, c'est un mauvais présage. Le docteur Guyon dit : « *Quand en même jour il fait froid et chaud,* » *quand l'air s'éclaircit et se trouble en même* » *jour, ou étant nébuleux menace de la pluie* » *et ne pleut point, nous prévoyons ainsi la* » *peste arriver.* » Guyon ne connaissait pas les animalcules. Cet air nébuleux n'est autre chose qu'un nuage d'animalcules qui

aux approches du froid et quand les campagnes sont dépouillées, font leurs incur-
sions dans les villes et villages, et empoisonnent les aliments et se ruent sur les
personnes.

DE LA PROPRETÉ DANS LES PERSONNES.

Il faut une très-grande propreté dans sa
personne, la malpropreté attire par les
miasmes les animalcules qui victiment les
personnes malpropres; on doit changer
souvent de linge et bien laver ses vêtements; les mouchoirs de poche seront bien
lavés à cause des mucosités qui peuvent
attirer les insectes-atômes, et en se mouchant ils peuvent s'introduire dans la bouche (parce qu'en se mouchant on a presque
toujours la coutume d'ouvrir la bouche et

d'aspirer l'air); on passera son mouchoir
à l'eau camphrée ou à l'eau soufrée; on
peut aussi mettre un morceau de soufre
dans la poche où l'on met son mouchoir;
on doit aussi arroser les appartements avec
de l'eau bien soufrée. Pour ceux qui ont
l'habitude d'avoir presque toujours la bouche ouverte, ils feront bien de porter à
leur bouche des cigarettes de camphre,
et l'on doit se laver la bouche et se la gar-
gariser avec de l'eau camphrée et se bien
nettoyer les dents, parce qu'en mangeant
il reste toujours quelque chose dans les
dents, et cette acidité attire les animalcules qui peuvent s'introduire dans la
bouche et aller soit dans l'estomac, soit
dans les poumons, soit en s'attachant au
palais, ce qui produirait une irritation cé-

rébrale. C'est surtout pendant le sommeil que les animalcules venimeux peuvent s'introduire dans la bouche chez ceux qui dorment la bouche ouverte : on fera bien alors de tenir du camphre près de la bouche ou du soufre même qui est très-efficace, ou de l'absinthe, de la rue, de l'eupatoire, pour en détourner les insectes dangereux, et on n'ouvrira pas toujours la bouche comme une baleine qui avale des petits poissons.

On doit aussi priser du camphre avec le tabac pour ceux qui prisent, et on peut soufrer son tabac. L'on peut en maniant du soufre se frotter au-dessous du nez pour que les açores venimeux ne pénètrent pas dans les fosses nasales, et de là s'introduire dans le cerveau et causer la mort, car alors les émétiques sont inutiles. On peut en-core se laver le corps avec de l'eau cam-phrée ou de l'eau sulfureuse. On ne doit pas sortir de sa maison sans être muni d'un morceau de soufre avec lequel on se frot-tera les mains fortement, et se passer les mains sur la tête et le visage. L'on peut encore le râper et mettre de la poudre dans ses mains ou se laver les mains avec de l'eau soufrée ; le soufre n'est point malsain. On peut boire des eaux sulfureuses ou sou-frée.

On fera bien aussi de se laver les oreil-les et de mettre de l'eau camphrée dans les cavités des oreilles. On peut aussi se laver les yeux avec de l'eau camphrée.

Les animalcules se jettent sur les ali-ments et les empoisonnent. On doit faire des fumigations dans les meubles où l'on tient les aliments, le pain, etc., afin de détourner la vermine, et c'est avec du soufre que l'on fera des fumigations comme étant plus efficaces. Le laitage sera bien couvert dans des vases propres ainsi que les boissons; les bouteilles seront bien bouchées, et pendant que l'épidémie sévit on mettra du soufre sur du feu dans un réchaud ou autre vase pour désinfecter les appartements, ou bien l'on fera bouillir de l'eau forte avec moitié d'eau, et la vapeur de cette eau détruit à l'instant les animalcules venimeux; les débris de cornes des ouvriers en peignes ne doivent pas être épargnés : on les fait brûler, et l'odeur chasse la vermine ennemie.

Les fumigations autour des maisons ne

seront pas négligées. Les mares, les eaux croupissantes seront détruites en les comblant avec de la terre ; on jettera aussi de la terre dans les lieux d'aisance , surtout dans les villages où la malpropreté règne le plus souvent.

Le feu sert aussi à purifier l'air des appartements ; le feu aux cheminées conviendrait mieux que celui des fourneaux : les animalcules se précipitent dans la flamme comme le papillon à la chandelle.

On boira de l'eau de rivière, de fontaine, préférablement à celle des puits ou citernes ; le fromage de gruyère sera préféré, parce qu'il offre moins de pores, de cavités, que le gris qui est aussi sujet à la vermine.

On fera choix de bons fruits non tachés.

Les légumes seront bien lavés avant de

les faire cuire. On ne mangera pas dans des vases qui n'auraient pas été bien lavés; et après avoir été lavés on peut encore les passer à l'eau camphrée ou soufrée.

Il est bon aussi de faire des fumigations dans les grenettes où l'on tient les blés et farines pour en chasser les petits insectes de toute espèce.

Sitôt la nuit tombante, et lorsque la fraîcheur arrive, on fermera les appartements, parce que ces essaims d'animalcules les recherchent alors comme un refuge contre le froid; il en est de même le matin : il ne faut ouvrir les portes et fenêtres que lorsque le soleil est levé, parce qu'alors les animalcules vont s'ébattre aux rayons et à la douceur du soleil.

Il n'est pas surprenant que les animalcules puissent s'introduire dans le corps des personnes ; puisqu'ils attaquent les pommes de terre et descendent par la tige et vont jusqu'à la pomme de terre, et la plus petite tache suffit pour les gâter entièrement.

Un hiver rigoureux pourrait détruire cette grande quantité d'insectes-atômes, car lorsqu'il y en a peu on ne s'aperçoit pas de leurs ravages.

On l'a déjà dit, les personnes atteintes du choléra ne portent pas la contagion : on peut les approcher et même les toucher sans crainte et sans danger.

Ces animalcules paraissent être frugivores et ne se jettent sur les personnes que lorsque les plantes ne leur procurent plus de suc d'aliment.

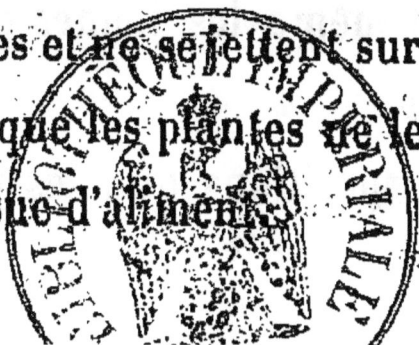

On les aperçoit le jour sur les pentières comme un rare brouillard ou une vapeur légère ; la nuit ils s'enfouissent dans la terre, et c'est aux approches des nuits froides qu'ils pénètrent dans les plantes pour y chercher un abri. S'ils attaquent les pommes de terre , ce sont les meilleures qu'ils choisissent de préférence ; ils choisissent aussi les peupliers d'Italie préférablement à ceux de France.

C'est au printemps que les feuilles d'Italie sont dévorées ; il suffit que ces feuilles soient piquées pour qu'elles noircissent et qu'elles tombent, et le venin est si mauvais *(venenum subtilissimum ac rapidissimum)* que souvent même les jeunes peupliers en périssent.

Outre les prédispositions que les personnes ont pour être la proie du choléra, il y a des personnes dont le tempérament, les émanations de leurs corps sont préférées par ces petits voraces, et il faut bien peu de ces petits êtres malfaisants pour faire périr les personnes délicates. Sans doute la crainte peut aggraver la maladie. C'est inutilement que l'on fuirait la plaine pour habiter les pays montagneux, cette nuée d'animalcules court partout.

Lorsque l'épidémie animalculaire sévit, on ne doit porter que des vêtements bien propres, de toile ou de soie par préférence, parce que la malpropreté, la crasse, attirent ces êtres-atômes.

Ces masses d'animalcules vont tantôt sur une contrée, tantôt sur une autre ; elles suivent le plus ordinairement les pays chauds et les villes d'où il s'exhale beaucoup d'odeur et de miasmes.

On fera de grands feux de flammes sur les places publiques pour les exterminer.

Quand on parle de vêtements, on doit y comprendre la coiffure et la chaussure qui seront parfumés avec du soufre, camphre, ou avec de l'eau forte avec les neuf dixièmes d'eau.

Les lits seront bien parfumés avec des choses fortes comme soufre, absinthe, rue, clous de girofle, camphre, etc.

Si c'était l'air qui fut pestiféré, on apercevrait les traces de la maladie d'un lieu à un autre : or c'est ce que l'on ne voit pas, donc le fléau est dû à la présence des animalcules qui ne laissent aucune trace pestilentielle sur leur passage.

Comment, en effet, concevoir une maladie qui règne depuis plusieurs années et se porte tantôt dans une contrée, tantôt dans une autre, si ce n'est avec le système des animalcules ? quel en serait le principe pour durer ainsi si longtemps et ne pas pouvoir en assigner la fin ?

Si le choléra avait une autre origine que celle des animalcules il ne pourrait pas continuer et se perpétuer si longtemps. La cause est identique avec la maladie des végétaux, et aussi longtemps que l'on aura la maladie des végétaux on aura le choléra.

Le choléra est un corps vivant puisqu'il est composé d'êtres vivants, comme une armée est un corps vivant; et comme les sauterelles d'Egypte, ces atômes vivants ne trouvant plus de nourriture dans une contrée, ils la quittent pour se porter dans une autre.

L'air n'est point altéré ni contagieux par la présence des animalcules, et comme c'est un brouillard d'insectes qui font invasion soit dans un village, soit dans un quartier ou dans une rue d'une ville, il ne durera pas longtemps, et c'est en se précipitant dans les appartements et en s'unissant aux aliments et aux boissons où ils se noient qu'ils donnent la maladie à ceux qui en font usage, et lorsque l'on redoute le choléra on doit écarter tout ce qui peut attirer ces hordes d'insectes, et tant à l'extérieur qu'à l'intérieur on fera bien de faire des feux de flamme et des fumigations et de placer des vases d'eau soufrée.

Après deux ou trois jours que le choléra a paru, si l'on a bien fait les fumigations, on n'a plus rien à craindre, à moins qu'un nouveau nuage d'animalcules n'arrive dans le même lieu. Alors, si l'on craint, on peut continuer les précautions, les fumigations, etc.

C'est dans les voyages surtout qu'il faut se munir de soufre et de camphre, parce que l'on peut rencontrer une colonne d'animalcules : il faut se frotter les mains avec le soufre et le visage surtout avec du camphre, et c'est le matin principalement qu'il y a plus de danger, parce que l'on respire plus abondamment, surtout en marchant.

Les boulangers, les bouchers et marchands de comestibles arroseront leurs boutiques avec de l'eau soufrée, et feront des fumigations de soufre et de camphre.

Après les précautions indiquées tant pour les appartements que pour les aliments, on n'a rien à craindre en restant chez soi.

On sera toujours muni de soufre et de camphre, et l'on s'en frottera le visage, le corps et les mains plusieurs fois dans le jour. Soit en bâillant, soit en toussant, comme l'on aspire dans ces moments beaucoup d'air, on fera bien de mettre la main devant la bouche, et que l'on ait dans sa main du camphre ou du soufre.

Car si les insectes-atômes se sont une fois introduits soit dans le cerveau par les fosses nasales, soit dans les poumons par la trachée artère, les remèdes sont presque inutiles.

La cornaille des débris que font les ouvriers qui travaillent sur les peignes, est aussi utile pour les fumigations. On la met sur des charbons ardents pour fumiger.

Le choléra peut se manifester en hiver, parce que les animalcules se cachent dans les appartements, dans les caves, dans les légumes qu'ils empoisonnent, dans les fruits, dans le fromage gris, parce qu'il est tendre et poreux. Le gruyère est plus compact et plus dur, il n'y a pas de danger à en manger.

Bien des personnes croient que le gaz est la cause de la maladie des pommes de terre, c'est une absurdité; d'autres pensent que l'on empoisonne les eaux, autre absurdité.

Dans les champs, on fera force fumigations du côté que le vent arrive. S'il n'y a

point de vent , on multipliera les fumigations avec feux et flammes en abondance.

———————

DE LA POMME DE TERRE.

Si la découverte du Nouveau-Monde a
été pour nous une source de prospérité
en nous procurant bien des choses utiles
à la vie, la pomme de terre doit tenir le
premier rang parmi ces produits. Combien
de peuples éprouvaient les malheurs de la
disette avant que l'on possédât ce précieux
tubercule. Depuis quelques années, un
fléau pernicieux autant qu'incompréhen-
sible a envahi cette récolte, sans que l'on
ait pu jusqu'à ce jour en deviner la cause.

La pomme de terre, plante exotique,
nous a été apportée de la Virginie. L'Encyclopédie de 1780 de Berne et de Lau-
sanne ne fixe pas l'époque de son impor-

tation. La Virginie fut découverte en 1585, c'est à peu près l'époque où elle nous fut apportée. Elle est employée et entre dans tous les mets ; elle est saine , de facile digestion, un peu laxative et soporative.

Dans les premiers temps et même en 1780 , on ne savait la manger que cuite sous la cendre , comme l'Encyclopédie en fait mention dans cet article, que je transcris littéralement ; il n'y est nullement question de la maladie dont elle est atteinte.

SA DESCRIPTION.

« La pomme de terre a la racine tubé-
» reuse, oblongue, inégale, quelquefois
» grosse comme le poing, couverte d'une
» écorce brune ou rouge, ou noirâtre (se-

» lon les espèces), blanche au-dedans et
» bonne à manger; c'est la racine de l'es-
» pèce de solanum nommée *solanum tube-*
» *rosum esculentum*. (REY, HIS.)

» Cette plante pousse une tige à la hau-
» teur de deux ou trois pieds et même plus
» dans les pays chauds, grosse comme le
» pouce, velue, tachetée de petits points
» rougeâtres, creuse, canelée, rameuse,
» pleine de suc. Ses feuilles sont rangées
» par paires le long d'un côté, velues, sans
» queue, entremêlées çà et là d'autres pe-
» tites feuilles arrondies. Ses fleurs sont
» des rosettes découpées en cinq pointes,
» soutenues par un calice verdâtre, blan-
» ches, avec cinq étamines, à fleurs jau-
» nes dans leur milieu. Quand ces feuilles
» sont poussées, il leur succède des fruits

» ronds et d'un rouge brun dans leur mâ-
» turité et pleins de suc : ils contien-
» nent plusieurs semences menues et ar-
» rondies semblables à celles de la mo-
» relle ordinaire.

» Cette plante dont la tige périt tous les
» ans, a été d'abord apportée de Virginie
» en Angleterre, d'où elle a passé dans les
» autres contrées de l'Europe. Elle se mul-
» tiplie considérablement, et c'est la seule
» espèce de *solanum* dont l'usage intérieur
» soit sans mauvais effet.

» Plusieurs indiens, au rapport d'Acosta,
» vivent de la racine de cette plante qu'ils
» font cuire et qu'ils assaisonnent à leur
» manière. Lorsqu'ils veulent la conserver
» longtemps, ils la coupent par tranches
» et la font sécher au soleil. Les Euro-

» péens la cuisent sous la cendre et ôtent
» ensuite la peau et l'assaisonnent. Son goût
» naturel approche de celui du panais.
» (Dr J.)»

Ainsi, l'on voit qu'il n'y a pas longtemps
que l'on mangeait très-peu de pommes de
terre. Quand on a dit qu'elle approchait
du goût du panais, c'est parce que l'on ne
la plantait que dans les jardins, et qu'au
lieu d'être farineuse, elle était grasse et
moins agréable. Plantée dans les champs,
sa tige est plus petite, et la pomme de terre
est meilleure à manger. Sous le rapport
hygiénique, la pomme de terre est nour-
rissante et facile à digérer ; c'est un des
meilleurs farineux propres à absorber les
humeurs intérieures et à les entraîner par
les éjections.

C'est en bouillie que la pomme de terre est le moins salutaire, parce qu'elle ne ne peut pas être bien dégagée par la cuisson, de ce qu'elle pourrait contenir de vapeur ou de principe insalubre. Sans échauffer, elle a du feu, et réchauffe comme si on avait bu du vin.

DE SA MALADIE.

Depuis cinq à six années environ, les pommes de terre sont atteintes d'une maladie qui les tache et les fait pourrir. Il y a la pourriture provenant des temps pluvieux et celle qui résulte de leur plantation en terrain humide et compacte. Alors elles pourrissent comme par asphyxie causée par l'eau et trop d'humidité. Il est prudent de ne les planter que dans des lieux secs et en pente, et dégager par le terrement les plantes, afin que le trop d'humidité ne leur nuise pas.

La maladie ou fléau attaque la pomme de terre subitement comme un principe pestilentiel, si je puis m'exprimer ainsi. C'est surtout au commencement de l'automne qu'elles sont envahies par la maladie; c'est lorsque les nuits commencent à devenir fraîches qu'il y a le plus de danger. La maladie arrivant, les feuilles sont couvertes de petites taches noires plus ou moins larges. Ces taches se continuent le long de la tige et descendent jusqu'aux tubercules, et cela dans l'espace d'un jour (ou d'une nuit à l'approche de la fraîcheur) et principalement par une pluie froide.

Sur la fin du mois d'août (à Oyonnax),

en 1850 , il y avait deux frênes dans un champ ensemencé de froment, à distance de quatre mètres à peu près l'un de l'autre : dans quarante-huit heures les feuilles de l'un de ces arbres furent à demi dépecées et se détachèrent des branches, et les feuilles de l'autre arbre n'eurent aucun mal : l'arbre malade de 1850 est en bon état en 1851.

Les pommes de terre sont envahies par des nuages d'animalcules qui se précipitent dans les feuilles tendres sous les tiges canneleuses et vont se loger dans ces pommes de terre ; et c'est aussi les mêmes fléau et nuée d'animalcules qui ont assailli l'arbre malade. Les feuilles étaient percées et repliées sur elles-mêmes. On attribue cette maladie au gaz des locomotives ou bateaux à vapeur : fausse attribution. Le gaz serait plutôt un moyen de les garantir du fléau. D'ailleurs le gaz atteindrait tous les champs de pommes de terre et n'aurait pas épargné l'arbre qui n'a pas été la proie des animalcules. Sans nul doute, si le champ où il y avait eu du froment eût été ensemencé de pommes de terre, l'arbre atteint n'eût couru aucun danger , parce que ces animalcules, surpris par la fraîcheur de la nuit, se seraient réfugiés dans les pommes de terre plutôt que de se ruer sur l'arbre où ils ont trouvé leur perte , parce qu'ils n'ont pas pu se loger dans l'écorce par les feuilles. Si l'on me demande pourquoi les animalcules n'ont pas attaqué l'autre arbre, je répondrai que les feuilles de l'un convenaient mieux que les feuilles de l'autre;

il en est de même pour les pommes de terre ; et puis cela dépend encore du plus ou moins grand nombre d'animalcules.

C'est aux approches des temps frais que ces petits êtres cherchent un abri et aussi leur nourriture pour passer la saison rigoureuse. Et quelles autres plantes pourraient mieux leur convenir que la pomme de terre , dont la feuille tendre , la tige creuse et cannelée, leur offrent un passage facile pour arriver jusqu'aux tubercules ? L'on ne saurait dire quand ce fléau finira; jusqu'à présent, ces animaux aériens semblent augmenter plutôt que diminuer. C'est principalement à la meilleure qualité des pommes de terre que ce peuple animalcule s'attache; mais au besoin il fait ses razias sur toutes les espèces.

Cette plante est attaquée de préférence, parce qu'elle est plus tendre et qu'elle offre un vrai refuge à ces cirons aériens, tandis que les feuilles des arbres sont trop dures. Ces animalcules ne sauraient trouver d'ailleurs un refuge dans le bois. Ils ont attaqué l'arbre frêne parce qu'il n'y avait point de pommes de terre dans le champ (ce champ est à l'angle extérieur de la route d'Oyonnax à Veiziat, appartenant à M. J. P., fabricant), et ils se sont précipités dans cet arbre, où ils ont trouvé une mort certaine, sans nul doute.

Il est bien reconnu qu'il y a plusieurs espèces de ces animalcules. Il y a les animalcules aquatiques comme les anguilles de vinaigre. Si l'on met de l'alun dans l'eau que l'on embarque, c'est pour la préserver de la corruption des animalcules. On parvient au même but en soufrant ou méchant les vins blancs pour les conserver. Sans nul doute , c'est encore une vermine qui les fait gâter. Tout le monde sait que la gale est causée par la présence des animalcules, et de même qu'il y a plusieurs sortes de gales il y a aussi plusieurs espèces d'animalcules dans le système cutané, qui y séjournent quelquefois. On employait pour la gratelle le soufre, l'onguent mercuriel , la chaux , les bains de mer , parce que toutes ces choses font mourir ces animalcules. On connaissait le remède sans connaître la cause du mal.

J'éprouvai une maladie cutanée il y a quelques années. Un matin j'aperçus des petites piqûres rouges comme celles des puces. Au bout de quelques jours il survint des boutons qui finirent par devenir si nombreux qu'ils se touchaient. Je compris que c'étaient des animalcules posés par une mouche quelconque. Ces animalcules tombèrent mal ; je les frottais avec des simples forts et dans peu de jours tout fut fait.

Je ne pense pas que ces animalcules qui attaquent la pomme de terre soient indigènes ; cependant cela peut être ou bien ils ont été apportés de quelques contrées lointaines par les vents.

La pomme de terre se gâte aussitôt qu'elle en est atteinte. Les feuilles de l'arbre mentionné furent tachées et même percées et repliées sur elles-mêmes, et se détachèrent de l'arbre comme si elles eussent été gelées et ensuite agitées par un grand vent dans l'automne, tant est intense le venin de ces animalcules. Il n'est donc pas surprenant que la pomme terre se gâte si promptement, puisque ce venin *(venenum rapidissimum)* produisit si vite la chute des feuilles.

Ce qui prouve irréfragablement et indubitablement que ce sont les animalcules qui attaquent la récolte, c'est que ces animaux n'attaquent pas les pommes de terre qui sont mûres de bonne heure, parce que ces peuples invisibles de l'air ne recherchent pas encore retraite pour passer l'hiver et qu'ils jouissent des beaux jours en vivant soit du parfum des plantes, soit des miasmes. Il est donc nécessaire de planter les pommes de terre qui mûrissent de bonne heure. Je crois aussi que s'il n'y avait pas

des pommes de terre , la vigne serait plus
tôt atteinte par cette vermine. Je laisse à
réfléchir s'il est bon de planter des pommes de terre un peut tard dans la vigne ,
afin que ces animalcules se précipitent
dans leurs plantes , qui sont plus tendres
que la vigne. Je pense que cela serait bon,
parce que ces animalcules sauront bien
distinguer ce qui leur va le mieux, la
pomme de terre.

Dans ces temps calamiteux à la récolte
des pommes de terre , on ferait bien de
n'en planter que dans des lieux secs et de
bonne heure , afin qu'elles soient mûres
avant les fraîcheurs de l'automne, temps
où elles sont assaillies par les animalcules ,
et l'on sèmera un peu plus de maïs, qui
ne sera pas assailli par ce peuple d'autant

plus à craindre qu'il échappe à notre simple vue.

On fumera les pommes de terre avec de la cornaille, qui donnera moins d'humidité et qui hâtera leur maturité. Pendant les beaux jours d'été elles ne seront jamais attaquées, parce que ces nuées d'animalcules vivent des miasmes de l'air et tourbillonnent dans l'atmosphère et qu'ils n'assiégent avec fureur les végétaux qu'aux approches du froid.

REMÈDE POUR LES POMMES DE TERRE

On peut, dans le mois de juillet, jeter sur les plantes, soit des cendres, soit de la chaux, soit ces choses mêlées ensemble avec du soufre bien pilé et mettre le tout dans de l'eau, avec laquelle on aspergera les plantes. S'il survient une pluie qui dure longtemps et qui lave les plantes, on récidivera l'opération : les animalcules ne les envahiront pas et l'on garantira les pommes de terre.

Si l'on met de la chaux au blé que l'on veut semer, si on le vitriole, c'est aussi pour faire mourir les cirons qui causent l'ergotage du blé. On pourra encore mettre de l'alun ou du vitriol dans l'eau avec laquelle on aspergera, ou se contenter du premier remède.

PRONOSTIC.

Lorsque dans le courant de l'été on aperçoit un léger brouillard stagnant sur les pentes de l'horizon, on peut s'attendre que les pommes de terre seront atteintes. Dans le lointain on croirait qu'il pleut. C'est alors qu'il règne une grande masse d'animalcules dont l'air est troublé. Les autres récoltes n'en sont pas toujours exemptes.

———————

DE LA VIGNE.

En 1851, un fléau terrible attaque la vigne. Voilà donc deux fléaux sur les végétaux : quelle sinistre avant garde.

C'est la même cause qui rouille et tache
les vignes : toujours des animalcules. Ils
semblent augmenter en masse : ne trouvant pas de nourriture ailleurs , ils attaquent les feuilles de la vigne, le raisin, le
sarment et peuvent aller jusqu'à la racine.
Dieu seul sait jusqu'où cela ira. Si ces
nuées animalculaires vont toujours en aug-
mentant, on a beaucoup à craindre pour
les récoltes des raisins. Si l'on aperçoit ou
si l'on craint ces animalcules (lorsqu'ils ont
déjà assailli les pommes de terre), on peut

faire brûler du menu bois dans les vignes et jeter du soufre dans le feu, et par cette fumée détourner la peste animalculaire; la flamme consumera aussi un grand nombre de ces animalcules. On pourrait encore mettre des vases d'eau où l'on aura mis un peu d'eau régale, soit eau forte, qui, par l'évaporation, détournera la pestilence animalculaire.

On peut encore mettre du soufre bien pilé ou fleur de soufre dans l'eau avec du savon et en frotter les feuilles, les sarments; cette odeur fera fuir les animalcules. Peut-être fera-t-on bien de planter dans la vigne quelques pommes de terre qui serviront à détourner ces hôtes dangereux des ceps; mais il faudrait les planter un peu tard, afin que la plante ne soit pas mûre et sèche dans le temps où l'on craint les animalcules, afin que ceux-ci attaquent la plante de préférence à la vigne.

Dans le fléau de la pomme de terre on ne perd qu'une récolte, au lieu que pour la vigne la récolte peut encore s'en ressentir l'année suivante. Il est sans doute des vignes qui sont plus dangereusement attaquées que d'autres; il en est de même de la pomme de terre.

Voilà la cause connue, avisons aux remèdes, et prions Dieu qu'il veuille bien détourner ce fléau si redoutable.

DES ANIMALCULES.

Ce sont des animaux infiniment petits, qui circulent dans l'atmosphère ou qui vivent dans les eaux croupissantes ; ils multiplient considérablement et vivent des miasmes contenus dans l'air ou de ceux qui se forment dans les marais ou après de grandes batailles , surtout si l'on n'a pas soin d'enterrer les corps morts. Ces tourbillons d'animalcules attaquent les végétaux et peuvent aussi se précipiter sur les personnes ou les animaux , comme on va l'expliquer plus loin. On a employé des remèdes appropriés et convenables aux maladies sans en connaître la cause , pour les maladies cutanées ou maladies de la

peau, tels que le soufre, la chaux, le mer-
cure, l'eau de mer, propres à faire mourir
cette vermine qui vit dans l'épiderme. On
ne sera plus étonné de l'existence de ces
animalcules qui semblent se multiplier
considérablement aujourd'hui, en voyant
combien d'espèces de vers vivent dans
l'homme et lui causent des maux infinis.

Ce sont de petits animaux, imperceptibles à la vue, qui règnent dans les végétaux, dans les animaux et dans les élé-
ments. (Voir l'*Encyclopédie*.)

Ces animaux ne fussent-ils qu'un dixiè-
me ou un vingtième de la grosseur des mi-
tes, cela suffirait pour les rendre insensi-
bles à la simple vue.

M. Joblot a découvert au microscope un
nombre prodigieux d'animalcules singu-

liers dans les infusions de foin, de paille, de blé, de séné, de poivre, de sauge, de melon, de fenouil, de framboise, de thé, d'anémone royale.

M. de Malézieu a vu au microscope des animaux vingt-sept millions de fois plus petits qu'un mite. (Je pense que c'est bien fort.)

M. de Leuwenhoeck dit qu'il en a trouvé dans un chabot plus que la terre ne pourrait porter d'hommes. (Je pense que c'est un peu outré dans le calcul.)

M. Paulin, dans une dissertation qui parut en 1703, dit que tout est plein de vers imperceptibles à la simple vue, et d'œufs de vers, mais qui n'éclosent point partout.

On compte dix sortes de vers qui font la guerre à l'espèce humaine, savoir :

Les encéphales, les pulmonaires, les hépatiques, les cardiaires, les sanguins, les vésiculaires, les spermatiques, les helcophages, les cutanés et les ombilicaux, sans compter les vénériens. Les vers des intestins sont de trois sortes.

Les encéphales naissent dans la tête; il y en a de quatre sortes : ceux du cerveau, ceux du nez, ceux des oreilles et les dentaires. Les encéphales sont rares, heureusement, et causent presque toujours la mort (On abrége ces articles.)

Les pulmonaires sont rares; Fernel dit en avoir vu des exemples, comme le remarque Brassavolus.

Les hépatiques se trouvent dans le foie. (Des bouchers m'ont assuré en avoir trouvé dans le foie des moutons.)

Les cardiaires sont de deux sortes; ils causent des morts subites. Sphérérius rapporte qu'un gentilhomme de Florence, s'entretenant un jour avec un étranger, dans le palais du grand-duc de Toscane, tomba mort tout d'un coup. Comme on craignait qu'il n'eût été empoisonné, on l'ouvrit et on lui trouva un ver vivant dans la capsule du cœur.

Les sanguins se trouvent dans le sang et sortent quelquefois par les saignées, comme l'assurent Rhodius, Riolens, Etmuller et plusieurs autres auteurs. Ils ont la longueur d'un perce-oreille. M. de St-Martin, fameux chirurgien de Paris, a attesté à M. Andry qu'en saignant un malade, et le sang s'étant arrêté tout à-coup, il remarqua en écartant les lèvres de l'ouverture, un corps étranger qui en bouchait le passage. Il fit faire aussitôt un léger détour au bras, et en même temps il vit sortir avec le sang, qui s'élança violemment, un ver cornu de la longueur d'un perce-oreille.

Ces mêmes vers se remarquent dans le sang des autres animaux, et pour les voir il faut prendre des foies de veaux et de bœufs tout récemment tirés des corps, les couper en petits morceaux, puis les jeter dans de l'eau et les y bien broyer avec la main. On en verra sortir alors avec le sang plusieurs vers qui auront un mouvement fort sensible si ces foies sont bien frais. Ces sortes de vers sont connus des paysans du Languedoc, qui les appellent valbères, du nom d'une herbe qui passe chez eux pour produire dans le corps beaucoup de vermine.

Les vésiculaires se trouvent dans la vessie et dans les reins ; ils sortent avec l'urine et sont de différentes figures. Il y a des personnes en santé dont les urines sont pleines de vers.

Il y a aussi les spermatiques.

Les helcophages naissent dans les tumeurs, dans les ulcères, dans les apostumes. Les grains de la petite vérole en sont quelquefois tout remplis. — Ambroise Paré parle d'un ver velu qui avait deux yeux et deux cornes avec une petite queue fourchue, qui fut trouvé dans un apostume, à la cuisse d'un jeune homme.

Les cutanés : il y a les crinons, les cirons, les soies, les bouviers et les toms.

Les ombilicaux viennent au nombril des enfants.

Il s'en trouve encore beaucoup d'autres chez les personnes malades.

Il y a aussi les vers des maladies secrètes, mais je m'abstiens de rapporter la description de ces vers bizarres et monstrueux.

RÉSUMÉ.

Dans ce petit Traité, je n'ai parlé que d'après les faits et l'évidence.

Nos pommes de terre sont empoisonnées.... quelle en est la cause ? ce ne sont point les brouillards, car l'eau des brouillards n'est pas un poison ; il y a toujours eu des brouillards et le fléau qui atteint les récoltes aujourd'hui ne les atteignait pas alors.

On a fait voir combien il y a de vers et vermines qui attaquent l'espèce humaine ; on a rapporté les observations des auteurs qui nous disent que les végétaux, les foins, les pailles même sont remplis d'animalcules infiniment petits. Depuis longtemps la pomme de terre est attaquée par des animalcules, on n'en peut plus douter. L'arbre dont les feuilles sont tombées en 48 heures a évidemment été empoisonné par des animalcules. Ce fléau augmente puisqu'aujourd'hui les vignes sont atteintes du poison produit par le fléau. Je dis poison, puisque l'on sent une mauvaise odeur dans le fruit de la vigne atteinte. Si ce fléau prend encore de l'intensité, n'est-il pas à craindre qu'il attaque l'espèce humaine et même les animaux.

Quand on a parlé du choléra, on n'a pas entendu parler du choléra ordinaire, qui atteint quelquefois les ivrognes, les intempérants, mais du choléra épidémique non contagieux, causé par une masse d'animalcules qui infectent l'air et qui peuvent parvenir dans le corps des personnes.

N'est-il pas démontré et évident qu'une masse d'animalcules peut s'engendrer dans des lieux insalubres , dans des marais , et par leur trop grand nombre s'étendre sur les contrées de la terre et porter ainsi la pestilence, soit sur les récoltes, soit sur les personnes et les animaux. La chose est trop palpable , trop évidente , il n'y a pas d'autres causes.

DES ÉPIDÉMIES LOCALES.

Il peut également y avoir des épidémies locales dans les campagnes, causées par la malpropreté; il y a aussi des épidémies causées par les blés ergotés. Si dans un petit village ou hameau, on sème beaucoup de blé seigle et qu'il soit ergoté, en terme vulgaire pourri, chambuélé, et que les gens de ces villages soient éloignés des eaux et qu'ils négligent de bien laver leur blé, nécessairement ils seront attaqués d'une fièvre maligne et quelquefois mortelle, causée par le poison du blé ergoté, avis que donne M. Tourtelle dans son hygiène.

VINAIGRE DES QUATRE VOLEURS

C'est ainsi qu'il est décrit dans la pharmacopée de Paris. Prenez sommités récentes de grande et petite absynthe, de romarin, de sauge, de rue, de chacun 46 grammes 3/4; fleurs de lavande sèche 62 grammes 1/2; ail 62 grammes 1/2; acorus vrai, cannelle, girofle, noix muscade, 8 grammes; bon vinaigre 4 kil. Macérez à la chaleur du soleil ou au feu de sable, dans un matras bien bouché, pendant deux jours. Exprimez fortement et filtrez, et alors ajoutez camphre dissous dans l'esprit de vin 16 grammes.

Le nom de cette composition lui vient de ce que l'on prétend que quatre voleurs se préservèrent de la contagion pendant la dernière peste de Marseille, quoiqu'ils s'exposassent sans ménagement, en usant de ce vinaigre tant intérieurement qu'extérieurement. Beaucoup de gens croient encore que c'est une bonne ressource contre l'influence de l'air infecté des hôpitaux que de tenir assidûment sous le nez un flacon de ce vinaigre. Je pense que quoi qu'il y eut une plante de plus ou de moins ou un simple à peu près analogue substitué, cela n'empêcherait pas que la recette ne fût bonne.

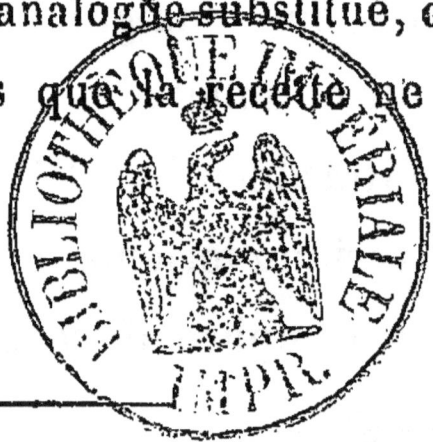

Similitudes
DE L'INVASION DU CHOLÉRA.

On écrit de Nantes, le 3 octobre 1854 :

« Hier, après le lever du soleil, des my-
« riades de petits insectes ailés avaient en-
« vahi nos rues, nos places et nos quais,
« remplissant l'air, poussés çà et là par une
« légère brise, s'attachant aux vêtements,
« tellement multipliés en certains endroits
« qu'ils en étaient importuns. D'où ve-
« nait l'éclosion subite et inaccoutumée de
« ces innombrables petites mouches? nous
« ne savons. Le nuage plus ou moins épais
« qu'elles formaient s'est graduellement
« dissipé, et il avait tout-à-fait disparu
« dans l'après-midi. »

C'est ainsi que les animalcules invisibles
se portent en divers endroits.

Article du 11, même journal et même mois :

« La mortalité générale en France, par
« le choléra, s'élève aujourd'hui au chiffre
« de 100,000 décès. C'est à peu près, dit
« la *Presse médicale*, le chiffre atteint par
« les épidémies de 1832 et 1849. Le dé-
« partement de la Seine, dans l'épidémie
« actuelle, figure pour 11,000 décès en-
« viron. »

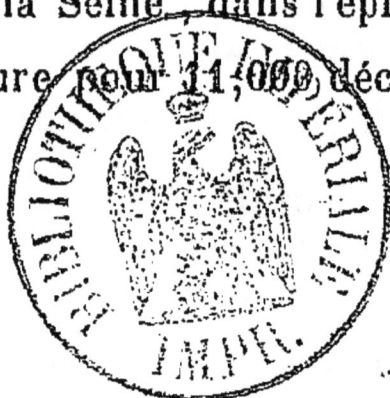

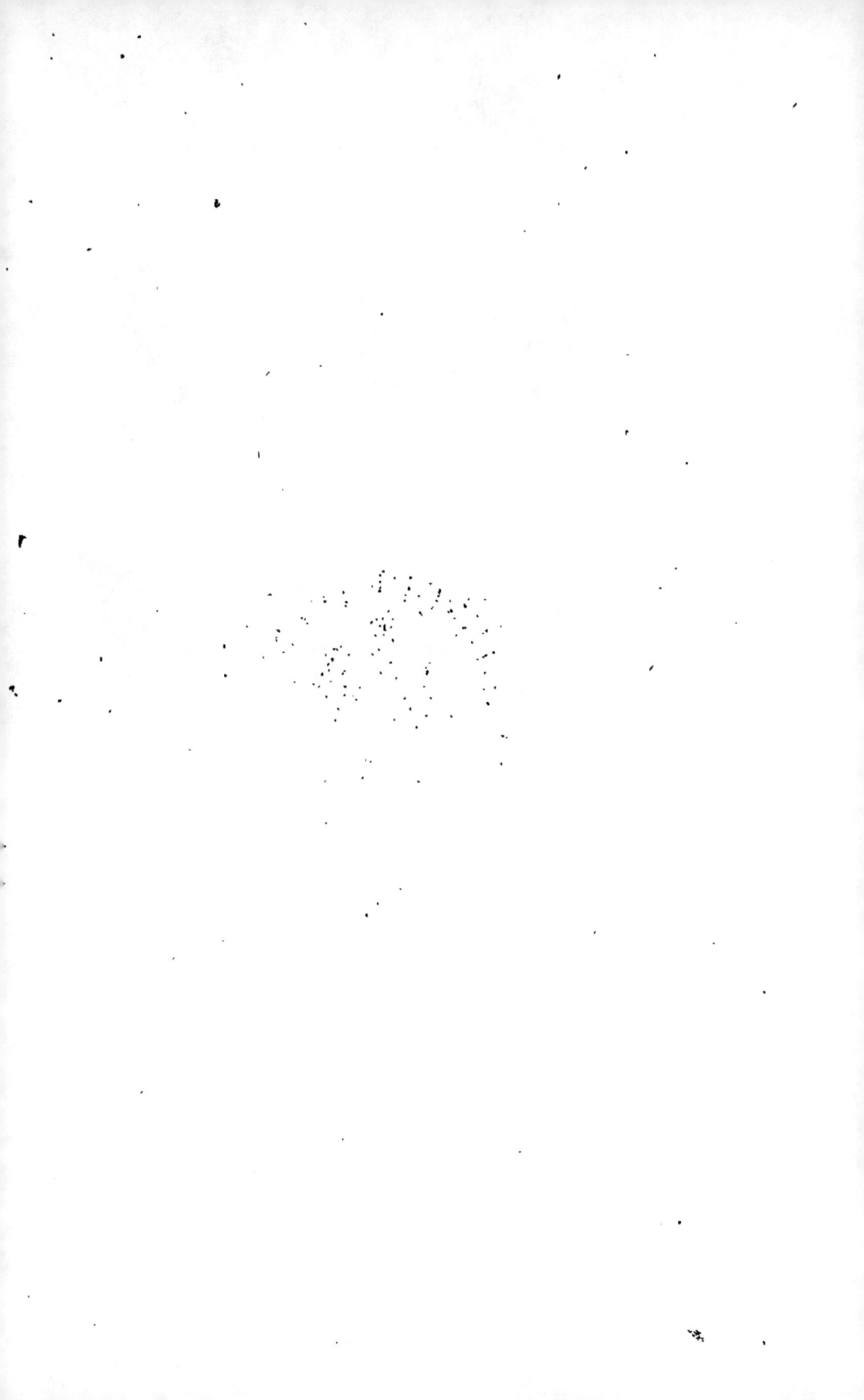

Quand le Ciel nous envoie un fléau, il nous donne l'intelligence pour trouver les remèdes. Si c'est un châtiment du Ciel, c'est à nous de devenir plus sages. On dit aussi que ceux qui mènent une vie dissolue sont plus exposés que les autres : portons nos pas vers l'amendement, et le Ciel, nul doute, adoucira nos maux.

Ne négligeons rien pour nous garantir du fléau ni pour le présent ni pour l'avenir. Lorsque le fléau nous quitte il peut revenir. Il ne nous a pas encore fait ses adieux. Néanmoins on doit espérer qu'avec l'aide de Dieu nous en serons bientôt délivrés.

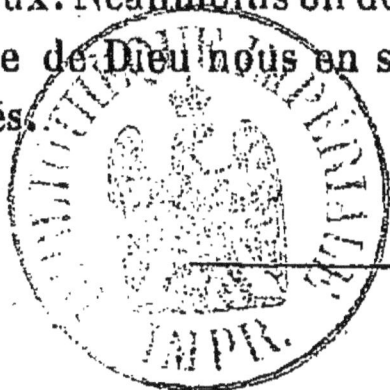

Nantua ; imprimerie ARÊNE.